LE MÉDECIN

1° De ceux qui se servent de

L'ERVALENTA

DE L'AFRIQUE SEPTENTRIONALE,

CONTRE

LA CONSTIPATION;

OU DE CEUX QUI, JUSQU'ICI, POUR VAINCRE LA CONSTIPATION, ONT
FAIT EMPLOI DE

LAVEMENTS

OU DE

MÉDECINES LAXATIVES;

2° De ceux qui se servent de L'ERVALENTA pour remettre leur estomac,
quand il est faible ou délabré, en état de pouvoir digérer sainement et
facilement;

3° De ceux qui, étant faibles, maigres ou délicats, se servent de l'ERVA-
LENTA pour se rétablir dans leurs forces primitives;

4° De ceux qui s'en servent pour se maintenir dans l'état de santé.

DEUXIÈME ÉDITION,

PAR L'AUTEUR DU TRAITÉ DE

L'ERVALENTA DE L'AFRIQUE SEPTENTRIONALE.

Prix : 50 c.

A PARIS;

Chez J. WARTON, rue Richelieu, nº 68.

1841.

LE MÉDECIN,

1º De ceux qui se servent de

L'ERVALENTA

DE L'AFRIQUE SEPTENTRIONALE,

CONTRE

LA CONSTIPATION;

OU DE CEUX QUI, JUSQU'ICI, POUR VAINCRE LA CONSTIPATION, ONT FAIT EMPLOI DE

LAVEMENTS

OU DE

MÉDECINES LAXATIVES;

2º De ceux qui se servent de l'ERVALENTA pour remettre leur estomac, quand il est faible ou délabré, en état de pouvoir digérer sainement et facilement ;

3º De ceux qui, étant faibles, maigres ou délicats, se servent de l'ERVALENTA pour se rétablir dans leurs forces primitives ;

4º De ceux qui s'en servent pour se maintenir dans l'état de santé.

DEUXIÈME ÉDITION.

PAR L'AUTEUR DU TRAITÉ DE
« L'ERVALENTA DE L'AFRIQUE SEPTENTRIONALE. »

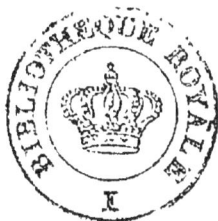

PARIS,
CHEZ J. WARTON, RUE RICHELIEU, Nº 68.

1841.

Paris. — Imprimerie de Wittersheim, rue Montmorency, 8.

LE MÉDECIN

DE CEUX QUI SE SERVENT DE

L'ERVALENTA.

———— ✦ ————

Avant d'étudier cette brochure, lisez attentivement le livre que nous avons publié depuis peu, intitulé : « *Ervalenta de l'Afrique septentrionale,* » et relisez-le jusqu'à ce que vous soyez bien pénétré de son contenu ; — le livre est petit, son contenu facile à comprendre, et également facile à retenir. La lecture *réitérée* du livre dont nous venons de parler, *avant de commencer l'emploi de l'Ervalenta,* est peut-être le plus important conseil que nous puissions vous donner à suivre.

Si vous êtes habituellement constipé, vous mangerez, pendant quelques jours de suite, 100 grammes (3 onces environ) d'Ervalenta, au commencement de votre déjeuner, et autant au commencement de votre dîner.

Si vous trouviez que c'est trop de 100 grammes à la fois, vous pourriez les réduire à 70 grammes (2 onces environ), mais vous devriez, en ce cas, attendre un effet moins prompt.

1

Vous ferez préparer l'Ervalenta, d'après la première, la deuxième, ou la troisième des six manières suivantes.

Manières de se servir de l'Ervalenta.

Première manière. *Potage d'Ervalenta au bouillon gras.* Pour une seule personne, on délaie 100 grammes (3 onces environ) d'Ervalenta dans trois quarts de litre de bon bouillon gras. On met la casserole sur un feu très doux, en tournant continuellement le contenu pour empêcher qu'il ne brûle au fond. Quand il aura bouilli cinq minutes environ, le potage sera cuit. Une fois cuit, il ne faut pas qu'il soit gardé plus longtemps sur le feu. Ce potage, un peu épais, est (nous pensons pouvoir l'affirmer) *aussi agréable au moins qu'aucun autre potage connu.*

Seconde manière. *Potage d'Ervalenta au lait sucré.* On délaie l'Ervalenta avec du lait. Pour une seule personne, on en délaie 100 gr. (3 onces environ) dans trois-quarts de litre de lait; on y ajoute de 30 à 60 grammes (de 1 à 2 onces environ), suivant le goût, de miel (*a*) ou de sucre brut de canne (*b*). On met encore 60 grammes (2 onces environ) d'huile d'olive (*c*) ou de beurre; on met la casserole sur un feu très doux, en tournant continuellement le contenu pour empêcher qu'il ne brûle au fond. La cuisson sera achevée lorsque le potage aura bouilli cinq minutes environ. Ce potage, aussi un peu épais, est regardé comme un mets à la fois *délicat* et *excellent.*

(*a*) Employez plutôt du miel que du sucre pendant quelques jours, c'est-à-dire, jusqu'à ce que vos visites à la garde-robe soient faciles. Aussitôt après vous pourrez varier vos repas, en employant quelquefois du sucre, quelquefois du miel.

(b) Le sucre blanc dispose à la constipation.

(c) Employez plutôt de l'huile d'olive que du beurre, pendant quelques jours, c'est-à-dire, jusqu'à ce que vos visites à la garde-robe soient faciles. Aussitôt après vous pourrez varier vos repas en employant quelquefois du beurre, quelquefois de l'huile d'olive.

TROISIÈME MANIÈRE. *Potage d'Ervalenta au lait salé.* C'est le même que le dernier, seulement, au lieu de miel ou de sucre, on ajoute du sel, à son goût, et l'on ne met que 50 grammes (1 once 1/2 environ) d'huile ou du beurre. Ce potage est *très bon.*

QUATRIÈME MANIÈRE. *Gâteau d'Ervalenta sucré, en miettes.* Pour une seule personne, on prend 100 grammes (3 onces environ) d'Ervalenta, que l'on délaie avec un peu de lait, ou, à défaut de lait, avec un peu d'eau. On ajoute du miel ou du sucre brut de canne, 50 gr. (1 once 1/2 environ), suivant le goût. On mêle le tout. Puis on le verse dans une poêle à frire, en y mettant en même temps assez de beurre pour faire la cuisson sans qu'elle soit brûlée, mais pas plus qu'il n'est absolument nécessaire pour cela. On trouvera que cette quantité est environ de 60 grammes (2 onces environ). On le garde de 12 à 15 minutes sur un feu vif, en tournant continuellement le mets en tous sens, avec une fourchette de bois, pour le mettre en très petits morceaux, jusqu'à ce qu'il soit cuit. Ainsi apprêté, il sortira de la poêle en très petits morceaux, presque en miettes, comme son nom l'indique. Ce gâteau doit être mangé aussitôt qu'il sort du feu; il est à la fois appétissant et *excellent.* Pour lui conserver sa couleur délicate, qui penche vers un orange léger, lorsque le gâteau est cuit, il faut employer une poêle, dans laquelle on ne frit pas autre chose. La poêle aussi doit être bien nettoyée à chaque cuisson.

CINQUIÈME MANIÈRE. *Gâteau d'Ervalenta salé, en miettes.* C'est le même que le dernier; seulement, au lieu de miel ou de sucre, on ajoute du sel, à son goût, et l'on ne met que 40 gr. (1 once 1/2 environ) de beurre. Ce gâteau est *très bon.*

SIXIÈME MANIÈRE. *Gâteau d'Ervalenta en miettes, aux raisins secs* (a). C'est le même que la quatrième manière; seulement, on ajoute 60 ou 90 grammes (2 ou 3 onces environ) de raisins secs; cependant, en proportion que l'on ajoute plus de raisins, il faut diminuer la quantité de sucre, et augmenter celle du beurre, car les raisins sont très sucrés, et exigent plus de beurre pour faire la cuisson. Si l'on ajoute 2 onces, par exemple, de raisins, il faut mettre une demi-once de sucre de moins, et, par conséquent, encore moins de sucre, si l'on ajoute 3 onces de raisins. Quelquefois les raisins doivent être lavés. On ajoutera un quart ou une demi-once de beurre de plus, pour 2 onces de raisins. Ce gâteau est *délicieux;* et quoique le gâteau fait d'après la quatrième manière soit excellent, celui-ci est encore meilleur, parce que les raisins ont cet avantage sur le sucre, qu'ils sont encore plus sains et plus appétissants.

(a) Il y a plusieurs espèces de ces raisins, comme ceux de Provence, de Malaga, et de muscats de Malaga.

Pendant quelques jours, c'est-à-dire, jusqu'à ce que vos visites à la garde-robe soient faciles, il est important que vous mangiez, après chaque repas, de 60 à 120 grammes (de 2 à 4 onces environ) de bons pruneaux pesés avant la cuisson. Ces pruneaux ne pourront produire l'effet voulu s'ils ne sont retirés du feu, aussitôt qu'ils seront cuits.

Vous bornerez, pendant ces mêmes jours, votre nourriture, à de bons bouillons gras, autant que cela sera possible.

Surtout il faut, pendant ces jours, éviter le pain, les œufs, le vin, les liqueurs. Les potages d'Ervalenta étant épais, remplaceront le pain avantageusement et agréablement.

Pendant ces mêmes jours, il est très important de prendre beaucoup d'exercice à pied, et cela au grand air, et dans la campagne, s'il est possible.

Vous obtiendrez aussi un résultat plus prompt si vous maintenez votre esprit en état de gaîté. — Les idées sombres augmentent la constipation.

Dans le cas où vous auriez l'habitude de prendre des lavements, au lieu d'en prendre au jour accoutumé, laissez écouler un jour de plus avant d'en prendre; par exemple, si vous avez laissé écouler 24 heures d'un lavement à un autre, il faut maintenant laisser écouler 48 heures avant d'en prendre; et si vous avez laissé écouler 48 heures avant d'en prendre, il faut, maintenant, laisser écouler 72 heures.

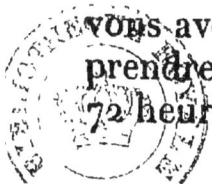

Si vous avez l'habitude de prendre des médecines laxatives, cessez entièrement d'en prendre, et remplacez-les par un lavement d'eau tiède, pris une fois tous les trois jours, jusqu'à ce que vous ayez *une* évacuation *naturelle*.

Après avoir ainsi passé de 4 à 10 jours, vos évacuations seront rétablies et deviendront faciles. Dès la première fois que vous aurez *une* évacuation *naturelle* (*a*), vous cesserez entièrement l'emploi des lavements ou des médecines laxatives, suivant que vous aurez employé l'un ou l'autre de ces moyens artificiels, et vous prendrez garde de n'en renouveler jamais l'habitude. Si vous en prenez plus tard, que ce ne soit qu'en cas de maladie, même de maladie grave; et jamais sans l'avis d'un médecin.

(*a*) C'est-à-dire, sans emploi de lavement ou de médecines laxatives.

Aussitôt que vos évacuations seront rétablies, vous pourrez relâcher votre régime. Cependant, en le faisant, il importe que vous ne vous écartiez point des indications qui suivent.

Si vous allez à la garde-robe trop librement, ou plus d'une fois par jour, vous ferez bien : 1° de manger l'un ou l'autre des trois *gâteaux* de l'Ervalenta (voir la p. 5) au moins aussi souvent que les *potages* de cette substance, et peut-être de n'en prendre qu'une fois par jour; 2° de réduire votre portion de pruneaux à la moitié; 3° de remplacer le bouillon par de la viande tendre rôtie; 4° de manger du pain, mais seulement en petite quantité; 5° de boire de bon vin, mais très modérément.

Si l'effet que produit ce changement ne laisse pas vos visites à la garde-robe aussi faciles qu'il convient, ni aussi fréquentes qu'une fois par jour, vous reviendrez un peu au régime que vous venez de quitter ; c'est-à-dire, vous mangerez une plus grande quantité d'Ervalenta et en potage ; vous augmenterez un peu la quantité des pruneaux, vous mangerez moins de viande et plus de bouillon ; vous emploierez moins de pain, et vous boirez moins de vin. Si, au contraire, vos visites à la garde-robe sont encore trop faciles et trop fréquentes, vous pourrez relâcher encore davantage votre régime.

Ne mangez pas trop de pain sans avoir éprouvé d'abord que vous n'avez rien à en craindre ; car, il suffit, d'ordinaire, d'une petite quantité de pain pour constiper les intestins de ceux qui sont prédisposés à la constipation. Vous remplacerez facilement le pain, soit en partie, soit en totalité, par les gâteaux d'Ervalenta, les pommes-de-terre, les choux et les autres légumes.

La pomme-de-terre, de l'espèce ronde, est, à cause de sa nature farineuse, très saine lorsqu'elle est convenablement cuite (a).

(a) Lorsque ces pommes-de-terre sont cuites, pour les avoir farineuses, on verse entièrement l'eau dans laquelle elles ont bouilli, et, de suite, on les sèche sur le feu, à découvert, dans la même casserole, pendant cinq minutes environ, en les retournant, pour que toutes soient également exposées à la chaleur du fond de la casserole, et pour les empêcher de brûler.

Cependant, le pain sera très utile, si par hasard vous vous trouviez un peu trop relâché dans les intestins ; car, vous n'auriez qu'à

substituer, à un repas ou deux, le pain à l'Ervalenta, pour faire cesser ce relâchement.

Pour la même raison que celle qui empêche
le libre usage du pain, vous emploierez avec
une grande réserve, tout ce qui, comme le
pain, provient du froment, tel que la farine,
le vermicelle, etc.

Il faut encore être très modéré dans l'emploi des œufs (excepté le jaune), des mets
assaisonnés, des viandes trop salées, de la pâ-
tisserie, à cause des œufs et du froment qu'elle
contient, du fromage, du vinaigre, du poivre,
des épices, des liqueurs spiritueuses, du vin,
du café, du thé. Il est possible que vous
ne puissiez jamais prendre quelques-uns
de ces objets, sans éprouver un renouvelle-
ment de constipation. Votre propre expérience
seule peut vous faire savoir jusqu'à quel point
vous pouvez les employer sans crainte.

Les mets auxquels vous devez donner toujours la préférence, sont les bouillons de
bœuf, les potages au gras, les viandes rôties,
les pommes-de-terre au jus ou au beurre, les
choux et autres légumes verts au jus, ou au
beurre; les fruits mûrs (a), le lait, le fromage
à la crème et *les plats divers d'Ervalenta*.

(a) Tous les fruits mûrs sont précieux pour les personnes constipées; et à peine y a-t-il quelques personnes
auxquelles ils ne conviennent, si l'on n'en mange pas trop
à la fois. Les personnes constipées pensent souvent le contraire; si, cependant, elles se sont aperçues de quelque in-
commodité après en avoir mangé, c'est qu'elles étaient
à ce moment trop constipées, et qu'elles en avaient mangé,
dans cet état, trop à la fois. On peut en manger souvent,
c'est-à-dire, deux ou trois fois par jour, si l'on en mange

modérément, et pas plus d'une fois entre deux repas. On doit rejeter les amandes, les pépins et les pelures, car ils ne se digèrent pas, et empêchent la descente des matières intestinales.

Si, avec les mets que nous venons d'indi· quer, vous pouvez vous décider à ne boire que de l'eau, votre santé se rétablira tous les jours encore plus vite. Vous pourrez la prendre froide ou chaude, et ajouter, si vous y tenez, un peu de sucre ; cependant vous pouvez boire librement de l'eau, sans qu'elle soit sucrée, et sans craindre que cela vous fasse mal ; — évitez seulement d'en boire lorsque vous aurez chaud.

S'il arrive que vous ayez, de temps à autre, quelque difficulté à évacuer, pour avoir fait quelque écart dans le régime que votre expérience vous a indiqué comme nécessaire pour conserver vos intestins libres, il est très *essentiel* que vous ayez recours au moyen suivant :

Ce moyen est de visiter la garde-robe environ trois quarts-d'heure après chaque repas, pour solliciter la nature. Cela se fait par des efforts modérés, faits à plusieurs reprises, pour vous procurer une évacuation. Souvent, vous ne réussirez pas; mais il ne serait pas même à désirer que vous réussissiez après chaque repas. Votre but doit être, au moyen de ces visites, de vous procurer *une* saine évacuation, au moins, tous les jours. Et cela ne peut guère manquer d'avoir lieu; car, à chaque visite à la garde-robe, vous aurez pour résultat, dans tout les cas, une descente accélérée des matières intestinales, et dans un degré tel, qu'une pareille accélération de leur descente, à votre visite prochaine, sera généralement suffisante pour effectuer leur expulsion.

Les efforts réitérés que vous ferez à ces visites, ne seront suivis d'aucun inconvénient, si vous vous bornez à des efforts, tels que nous les avons indiqués, c'est-à-dire, à des efforts modérés.

Par leur aide, vous vous procurerez presque toujours *une* évacuation par jour, parce qu'ainsi vous n'aurez jamais laissé aux matières intestinales le temps d'acquérir cet état de sécheresse et de dureté qui rend leur descente dans les intestins difficile, et souvent presque impossible.

En cas de résultat fâcheux, après un écart dans votre régime, le moyen qui précède, de vous rétablir, doit vous faire sentir combien il est important de vous faire une habitude en tous temps, de visiter la garde-robe, sans jamais y manquer, une fois par jour, soit que vous en sentiez le besoin, soit que vous ne le sentiez pas. L'heure la plus favorable est le *matin, après déjeuner*. Cette habitude est de la plus grande importance pour votre rétablissement complet.

Nos motifs pour recommander de faire ces visites de sollicitation à la garde-robe *après les repas,* plutôt qu'à tout autre temps, sont que dans ces moments, l'estomac, stimulé fortement par les aliments, stimule fortement aussi les intestins de se vider. On sait que c'est peu de temps après déjeuner que presque toutes les personnes bien réglées sous ce rapport, vont à la garde-robe.

Cependant, pour que l'estomac soit fortement stimulé par un repas, il importe qu'il soit vide avant de manger, et qu'il y ait eu même un court intervalle avant le repas, pendant lequel l'estomac soit resté sans aucun aliment à digérer. C'est seulement après un tel intervalle que son nouvel approvisionnement le stimule assez fortement, pour qu'il puisse stimuler, avec assez de force, les intestins de s'évacuer.

Il faut avoir grand soin d'empêcher, si cela est possible, que les matières excrémentitielles ne s'accumulent dans les intestins, pendant deux jours de suite. Car, si vous avez de la difficulté à évacuer une fois dans les vingt-quatre heures, cette difficulté devient, en beaucoup de cas, bien plus grande, si quarante-huit heures s'écoulent sans évacuation.

Cette augmentation de difficulté provient de deux causes : 1° de la sécheresse et de la dureté que les matières intestinales acquièrent en approchant du rectum après être restées dans les intestins au-delà de vingt-quatre heures; 2° de l'irritation et du gonflement que le rectum et le sphincter de l'anus subissent par l'action combinée de ces matières sur les intestins, et du mouvement des jambes en marchant.

Cependant, pour empêcher l'irritation et le gonflement dont nous venons de parler, il ne faut pas, pour éviter de marcher, recourir ni au cheval, ni à la voiture. Les secousses que les fesses subissent par ces deux mouvements sont productives de maux bien plus grands, et bien plus nombreux, sous le rapport de la constipation, que le mouvement de la marche; et, outre cela, elles produisent promptement les hémorroïdes : c'est même l'origine ordinaire des hémorroïdes.

Ceux qui sont constipés ne doivent jamais, ou au moins aussi rarement que possible, aller à cheval, ou en voiture, à l'exception peut-être des voitures des chemins de fer, où les secousses sont presque imperceptibles. Les personnes constipées, et toutes celles qui veulent conserver leur santé toujours bonne, préfèreront le mouvement de la marche, à ce-lui de tous les chevaux et de toutes les voitures du monde, car ce mouvement est le seul qui convient parfaitement à l'homme.

Pour empêcher, autant que cela se peut, l'irritation et le gonflement, qui sont décrits à la page 13, le seul remède, outre les moyens déjà indiqués pour empêcher la constipation, est d'appliquer du suif ou du cérat blanc à l'a-nus. Si, après que les évacuations alvines ont cessé depuis plus de vingt-quatre heures, on néglige cette précaution, beaucoup d'incom-modités se font ordinairement sentir dans ces parties du corps, et un état de constipation assez difficile, peut-être même, très difficile à vaincre, survient fréquemment.

Pour favoriser les moyens déjà indiqués dans la production de leurs effets, il est *très important* que vous preniez tous les jours, au grand air, dans la campagne si cela se peut, autant d'exercice que possible, tel que la marche, ou celui que nécessitent les travaux laborieux d'un jardin; plus vous en prendrez, fût-ce pendant plusieurs heures, pourvu que vous ne vous fatiguiez pas *excessivement*, et plus tôt vos évacuations saines et journalières seront rétablies. L'inactivité et la vie sédentaire augmentent, singulièrement, la disposition à la constipation.

Ceux qui ne sont pas habitués à prendre beaucoup d'exercice, sentiront de la fatigue au commencement, dans la marche ou dans l'exercice que donneront les travaux d'un jardin, etc.; mais leurs forces, pour l'un ou l'autre exercice, s'accroîtront tous les jours. Ils commenceront en faisant peu, et finiront en accomplissant beaucoup.

Ceux qui, par quelque cause que ce soit, ne peuvent prendre beaucoup d'exercice en marchant ou en aucune autre manière, ne doivent faire, étant assis, rien de ce qu'ils peuvent faire debout. L'habitude d'être assis contribue fortement à la constipation.

L'état de constipation s'améliore par une digestion facile et bonne; mais, une pareille digestion ne peut pas avoir lieu, quand les repas, sous le rapport de la quantité, sont trop forts. C'est pourquoi, il ne faut pas, sous aucun prétexte, manger trop à chaque repas; et ce qui vous étonnera peut-être, c'est que vos forces même n'en seraient que plus grandes. Quand on mange beaucoup, la digestion est incomplète; d'où il arrive, qu'une réparation convenable des forces n'a pas lieu, et qu'on ressent une lassitude partout le corps. Au contraire, quand on mange peu, la digestion est parfaite, ou au moins beaucoup plus complète; d'où il arrive que les forces sont parfaitement ou au moins convenablement réparées, et que le corps acquiert de la vigueur.

S'il est toujours dangereux de manger beaucoup, cela est encore plus dangereux, lorsque pour avoir fait quelque écart dans son régime, la constipation est survenue. Jusqu'à ce que cet état soit passé, il ne faut jamais manger que très modérément, et presque pas de choses solides, telles que la viande et le pain. Vous vous nourrirez plutôt de potages d'Ervalenta, de bouillons de bœuf et de veau, de légumes et de fruits mûrs.

A moins que vous ne preniez beaucoup d'exercice, vous éviterez de manger de la viande plus d'une fois par jour. L'habitude contraire contribue à la constipation.

Vous aurez les digestions beaucoup plus faciles si vous mangez de la viande au repas du matin, à déjeuner, — plutôt qu'à celui du soir, à dîner.

Vous aurez soin, en mangeant, de bien broyer avec les dents tout ce que vous mangerez, surtout les viandes et les substances dures, autrement le travail que vous laisseriez à faire pour l'estomac, dépassera ses forces, et les aliments passeront par les intestins sans être broyés, et les irriteront, ce qui est extrêmement préjudiciable à leur saine action et à tout le corps.

Vous aurez soin aussi de ne rien manger, avant qu'il se soit écoulé au moins trois heures après un repas, si léger qu'il soit, et quelque peu de nourriture que vous ayez prise. Autrement, ces aliments, se trouvant en même temps sur l'estomac, les uns digérés, les autres ne l'étant pas encore, et le pylore n'étant plus fermé, ils passeront ensemble dans les intestins; où ceux qui ne sont pas digérés produiront de l'irritation et beaucoup de mal, comme feraient des corps étrangers.

Il importe *extrêmement* que les personnes constipées évitent d'être serrées *le moins du monde*, dans leurs habillements à l'endroit du ventre. Dans cette partie du corps, elles doivent être toujours EXCESSIVEMENT libres, surtout pendant trois heures après un repas. La négligence sur ce seul point, chez l'homme ou chez la femme, à quelque âge que ce soit, empêcherait l'effet de tout moyen de guérison.

Les personnes constipées ne doivent pas rester au lit plus de huit heures, et, si cela se peut, pas plus de sept. Un plus long séjour dans le lit, empêche la descente des matières intestinales, les sèche, les durcit, et épuise les forces du corps.

Dans l'été, il convient aux personnes constipées de se lever de grand matin, car la fraîcheur, dans cette saison de l'année, améliore considérablement leur état.

Les personnes constipées doivent éviter,

même dans l'été, de s'asseoir sur les bancs de pierre, s'ils sont froids au toucher, ou sur toute autre substance froide ; et encore davantage, si cette substance donne de l'humidité, telle que l'herbe. En négligeant cet avis, elles s'exposent à voir leur inattention suivie promptement d'effets, qui, sous le rapport de la constipation, leur font beaucoup de mal, et retardent considérablement leur guérison.

Quand on commence à devenir un peu âgé, il convient, le plus souvent, de ne pas manger de viande plus que quatre ou même que trois fois par semaine ; et, aux autres repas, tout en mangeant des légumes au jus et au beurre, de remplacer la viande par de bons bouillons de bœuf et des potages au gras.

Les personnes âgées doivent se faire à peu près le même réglement pour le pain. Nous avons indiqué assez de moyens pour le remplacer, même très avantageusement.

Quand on commence d'être un peu âgé, les besoins de manger sont moindres, et les organes de la digestion moins forts ; c'est pourquoi, les personnes âgées, si elles veulent se procurer une évacuation convenable tous les jours, ne doivent manger que très modérément des matières qui sont difficiles à digérer, comme la viande (a), ou des matières qui traversent les intestins avec une grande lenteur, comme le pain. La viande, hachée très mince, serait souvent un bon plat : ainsi préparée, elle est très nourrissante et diminue de beaucoup le travail de l'estomac ; mais, pour qu'elle soit convenable, elle ne doit pas être trop cuite, ni réchauffée trop longtemps, ni trop souvent; car ainsi elle perd les plus précieuses de ses qualités pour les personnes âgées.

(*a*) Surtout la viande dure.

L'observation de ces préceptes doit devenir plus rigoureuse en proportion que la personne s'avance en âge; autrement les évacuations journalières seront impossibles. Cependant, sans que les évacuations soient journalières, ou au moins fréquentes, le vieillard ne peut jouir de la vigueur du corps, ni de l'ame; il sera, au contraire, accablé d'infirmités.

A tout âge, l'état de constipation est grandement soulagé en évitant de manger trop souvent de la même chose. Il importe donc de varier à chaque repas les mets que nous avons recommandés plus haut; et de varier, de même, la manière d'apprêter l'Ervalenta.

Si vos plats, à un repas, sont composés de viande, etc., c'est-à-dire, d'objets d'une nourriture *forte ;* et vos plats, au repas prochain, de légumes, de fruits, etc., c'est-à-dire, d'objets d'une nourriture *faible*, et ainsi alternativement tous les jours; — c'est un genre de changement meilleur que tout autre pour améliorer une prédisposition à la constipation; car vous passez ainsi des aliments difficiles à digérer à ceux qui sont faciles à digérer. Manger des premiers à un repas, et des derniers à l'autre repas, c'est une des meilleures manières de conserver toujours l'estotomac et les intestins dans un état parfait, pour opérer leurs fonctions respectives; c'est, même, imiter la nature : — la réplétion est suivie de la faim, ou doit l'être; la veille, du sommeil; la chaleur, du froid; l'été, de l'hiver; le jour, de la nuit. La nature paraît se soutenir dans ses opérations, par cette succession d'états opposés.

De plus, si vous pouviez encore vous décider à ne pas manger, à chaque repas, plus d'un seul plat, le résultat serait encore plus heureux; car, ainsi, vous obtiendrez dans vos repas une diversité presque illimitée, ce qui convient beaucoup à l'estomac. Au repas dans lequel vous mangerez de la viande, vous aurez, pendant plusieurs jours de suite, une viande toujours différente; de la même manière, au repas auquel vous mangerez des légumes, vous aurez, pendant bien des jours de suite, des légumes toujours différents.

Pour corriger la prédisposition à la constipation, il est très important que le soir, en se mettant au lit, on n'ait pas beaucoup de nourriture sur l'estomac, ni même dans les premiers intestins; car, lorsqu'on est au lit, tout ce qui se trouve dans les intestins passe difficilement; d'où il arrive, que tout ce qui se trouve sur l'estomac digère mal, et que la gêne, que ces organes principaux subissent dans leurs fonctions, porte le trouble dans toute la machine. C'est pourquoi, il serait bien mieux que le repas le plus léger, de ceux pris dans le courant de la journée, soit celui du soir, et qu'il soit pris quelques heures avant de se coucher. Si, par suite de ce changement, vous sentiez de la faim pendant la nuit, vous l'appaiseriez toujours de suite, en buvant un peu d'eau sucrée. Mais tout sentiment de faim, pendant la nuit, cessera entièrement sous très peu de jours.

C'est pendant les heures de veille, au contraire, que ce qui se trouve dans les intestins passe le plus facilement ; par conséquent, c'est pendant ces mêmes heures que l'estomac a le plus de forces pour digérer, et que ses organes principaux fonctionnent sans porter le trouble dans la machine. La différence qui existe entre les fonctions de ses organes pendant le jour, et leurs fonctions pendant la nuit, est causée, en partie, par l'état de veille qui donne une activité accélérée à toutes les fonctions de notre corps, et en partie, par les travaux que nous faisons dans cet état. D'après ces observations, il est facile de reconnaître qu'en prenant au déjeuner son repas principal, on corrigera la prédisposition à la constipation avec une bien plus grande facilité.

En suivant, aussi, les moyens indiqués dans les deux derniers paragraphes, les forces perdues sont recouvrées bien plus promptement.

La gaîté de l'esprit diminue beaucoup la disposition à la constipation. Il faut donc, non-seulement éviter les choses et les idées d'une nature sombre, mais il importe d'être ingénieux à trouver les moyens d'égayer l'esprit. Les idées sombres produisent la constipation, comme la constipation produit les idées sombres.

Les personnes prédisposées à la constipation doivent éviter, le jour et la nuit, les appartements où l'air est renfermé, comme elles doivent éviter ceux où l'air est impur. On est généralement très insouciant sur l'état de l'air de sa chambre à coucher; cependant, il est évident que, si l'air en est renfermé, il sera aussi malsain, sous le rapport de la constipation, d'y passer la nuit, — que de passer le jour dans un appartement où l'air ne circule pas librement.

Les personnes constipées doivent prendre leurs repas à des heures réglées.

Dans l'hiver, elles ne doivent pas porter plus d'habillement, quand elles sont au lit, qu'il ne suffit pour garder assez de chaleur pour pouvoir dormir. Le lit doit être, aussi, plutôt dur que doux; autrement il épuise les forces du corps, ralentit l'activité de ses fonctions, et par conséquent celles des intestins.

Pareillement ces personnes doivent éviter, pendant le jour, les appartements trop échauffés, et le voisinage immédiat du feu; car, à côté du feu, l'air est dépourvu des éléments qu'une saine respiration exige.

Dans l'hiver, il est d'une grande importance qu'elles portent des bas de laine épais, surtout dans les temps pluvieux.

Une récréation d'une nature gaie, et qui donne beaucoup d'exercice au grand air, est excellente pour ceux qui sont prédisposés à la constipation.

Le mauvais état du temps ne doit être, que rarement, une raison suffisante pour empêcher les personnes constipées de faire les promenades qu'elles ont l'habitude de faire, pour améliorer cette disposition.

La lecture à haute voix était renommée, et avec justice, chez les Romains, pour son efficacité à donner de la force à l'estomac, et à activer les fonctions des intestins. Le meilleur moment pour cet exercice est avant le déjeuner, parce qu'alors les parois de l'estomac sont plus accessibles à l'air, par la raison que cet organe est vide.

S'il arrive que vous ne puissiez pas prendre assez d'exercice au grand air, il est indispensable, jusqu'à ce que votre rétablissement soit achevé, que vous donniez à l'estomac moins de travail à faire ; précisément comme on fait pour un cheval auquel on ne peut pas donner assez de forces pour le rendre propre à ses travaux ; dans ce cas, on diminue les travaux, jusqu'à ce qu'ils soient proportionnés à la faiblesse du cheval.

Mais la meilleure manière, si cela se peut, serait de réunir les deux moyens ; c'est-à-dire, de prendre beaucoup d'exercice au grand air, et de manger peu ; et, à mesure que la constipation diminue, de manger davantage. Ainsi vos digestions seront bien mieux faites, et le passage des matières dans le canal intestinal bien plus facile. Cela produira une augmentation de forces dans tout votre corps et dans toutes ses fonctions ; par conséquent, dans celles des intestins. A mesure que vos forces reviendront, vous sentirez le besoin de manger encore davantage ; ce qui activera encore les fonctions de vos intestins.

Pour que vous puissiez juger quand vous

aurez assez mangé et assez bu, il suffit de dire que vous devez vous sentir léger et gai après un repas; que vous ne devez sentir ni vents, ni acidité sur l'estomac.

Buvez de temps en temps pendant le repas, surtout si c'est un repas solide. En ne buvant qu'après le repas, on mange trop, et la boisson qu'on y ajoute augmente le mal.

Il nous reste à enseigner l'emploi de l'Erva-lenta, 1° à ceux qui, par son usage, voudraient remettre leur estomac, quand il est faible ou délabré, en état de pouvoir digérer sainement et facilement; 2° à ceux qui, étant faibles, maigres ou délicats, voudraient, par le même moyen, se rétablir dans leurs forces primitives; 3° à ceux qui voudraient l'employer pour se maintenir en état de santé : pour toutes ces personnes, les instructions à suivre sont les mêmes que pour les personnes constipées; ou, à si peu de choses près, que nul ne peut s'égarer dans leur application à son propre cas.

En suivant les indications que nous avons données, on gagne de toutes les manières; d'abord dans sa santé, puis dans ses affaires; car les affaires seront mieux, et plus promptement faites, et on en fera davantage. Aussi, on aura à sa disposition tout le temps pendant lequel auparavant on était incapable de vaquer à ses affaires, à cause des maladies. Toutes les récréations aussi auront leur temps, et vivre sera un délice tel, que ceux qui ne connaissent que l'état de constipation, n'en ont aucune idée.

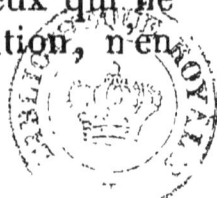

FIN

L'ERVALENTA

DE

L'AFRIQUE SEPTENTRIONALE

Se trouve à Paris, chez *J. Warton*, seul dépositaire de l'ERVALENTA pour la France, rue Richelieu, n° 68.

Elle se délivre en paquets, sous le cachet de la Maison.

Chaque paquet est de quatre kilogrammes environ, et se vend 12 fr.

Nota. La personne qui veut éprouver l'effet de l'Ervalenta sur elle-même ne peut pas bien en juger avec une moindre quantité; c'est pour cela que l'on n'en vend pas moins de quatre kilogrammes.

Un livre, contenant une explication détaillée de la manière d'employer cette substance, accompagne chaque paquet. Ce petit livre, dont le prix est de 5o cent., est intitulé :

LE MÉDECIN, 1° de ceux qui se servent de l'*Ervalenta de l'Afrique septentrionale*, contre la Constipation; ou de ceux qui, jusqu'ici, pour vaincre la constipation, ont fait emploi de lavements ou de médecines laxatives; 2° de ceux qui se servent de l'*Ervalenta* pour remettre leur estomac, quand il est faible ou délabré, en état de pouvoir digérer sainement et facilement; 3° de ceux qui, étant faibles, maigres ou délicats, se servent de l'*Ervalenta* pour se rétablir dans leurs forces primitives; 4° de ceux qui s'en servent pour se maintenir dans l'état de santé. — 2ᵉ édition, par l'Auteur du Traité de l'*Ervalenta de l'Afrique septentrionale*.

Toute commande pour l'Ervalenta doit être accompagnée de 12 fr. ; de 50 cent. pour le livre « *le Médecin,* » et, si elle est pour la province, de 75 cent. en sus, pour la caisse d'emballage, ce qui fait en tout 13 fr. 25 c. On peut faire l'envoi de l'argent, en espèces, par les Messageries, ou en un bon sur la poste, payable à J. Warton, ou à son représentant. Les lettres ou envois doivent contenir, *bien lisiblement,* les noms et adresses des personnes qui écrivent, et doivent être *affranchis;* autrement ils seront refusés.

———◆———

Imprimerie de Wittersheim, rue Montmorency, 8.

www.ingramcontent.com/pod-product-compliance
Lightning Source LLC
Chambersburg PA
CBHW060507200326
41520CB00017B/4943